BEI GRIN MACHT SICH IHR WISSEN BEZAHLT

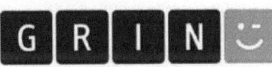

Desiree McCourt

Leitfaden über den Umgang mit muslimischen Patienten

GRIN Verlag

Bibliografische Information der Deutschen Nationalbibliothek:

Die Deutsche Bibliothek verzeichnet diese Publikation in der Deutschen National-
bibliografie; detaillierte bibliografische Daten sind im Internet über http://dnb.d-
nb.de/ abrufbar.

Impressum:

Copyright © 2011 GRIN Verlag GmbH
Druck und Bindung: Books on Demand GmbH, Norderstedt Germany
ISBN: 978-3-640-88705-7

Dieses Buch bei GRIN:

http://www.grin.com/de/e-book/169560/leitfaden-ueber-den-umgang-mit-muslimi-
schen-patienten

GRIN - Your knowledge has value

Der GRIN Verlag publiziert seit 1998 wissenschaftliche Arbeiten von Studenten, Hochschullehrern und anderen Akademikern als eBook und gedrucktes Buch. Die Verlagswebsite www.grin.com ist die ideale Plattform zur Veröffentlichung von Hausarbeiten, Abschlussarbeiten, wissenschaftlichen Aufsätzen, Dissertationen und Fachbüchern.

Besuchen Sie uns im Internet:

http://www.grin.com/

http://www.facebook.com/grincom

http://www.twitter.com/grin_com

Handout zum Seminar

„Der muslimische Patient"

Leitfaden über den Umgang mit muslimischen Patienten

Desiree McCourt, Hannover 2011

www.orient-ation.de

Inhaltsverzeichnis

Vorwort

Täglich kommen wir mit Menschen in Kontakt, die durch ihre Lebensauffassung verschiedene Aspekte des Lebens anders anpacken als wir. Kenntnisse über diese Werte und Vorstellungen können helfen, das Anderssein der Anderen anzuerkennen, vielleicht auch zu verstehen.

Die Betreuung muslimischer Patienten gehört spätestens seit der Anwerbung ausländischer Mitarbeiter vor über 40 Jahren bei uns zum Alltag. Für viele muslimische Patienten ist der Gang zum Arzt oder in ein Krankenhaus eine große Belastung. Ursachen sind hauptsächlich Sprachprobleme, gefühlte Isolation der Migranten, das andere Geschlecht des Behandelnden, Nahrungsvorschriften und das Fehlen der Möglichkeit der Religionsausübung in Krankenhäusern und nicht zuletzt das Gefühl, dass ihre Religion und Sichtweisen als minderwertig angesehen werden.

Das vorliegende Handout ist das schriftliche Material für Teilnehmer meiner Kurse „Umgang mit muslimischen Patienten". Ich selbst bin keine Muslima, und keine Medizinerin. Ich habe Islamwissenschaft studiert und habe beruflich und privat im arabischen Raum gelebt. Meine derzeitige Tätigkeit führt mich jährlich zwei bis dreimal in die Region und so habe ich bis heute Ärzte und Krankenhäuser in fast allen arabischen Ländern kennengelernt. Ich war in teuren privat Kliniken und habe Wunderheilerinnen in Städten und Dörfern kennengelernt. Also praktische Erfahrungen in vielen Facetten gemacht.

Verhaltensweisen, die in unterschiedlichen Situationen mir unverständlich waren ließ ich mir von Einheimischen erklären – nichts geht über praktische Einweisungen.

In meinen Vorträgen und Seminaren zum Islam wurde ich öfter von Pflegepersonal und Ärzten zu Besonderheiten in der Therapie von muslimischen Patienten befragt. Ich habe darum einen Fokus meiner Arbeit auf „Muslimische Patienten" gelegt. Dass erhöhter Bedarf besteht, lässt sich an den vielen Anfragen zu Vorträgen und Seminaren zu diesem Thema erkennen. Schließlich sind die Muslime nach den Deutschen die größte kulturelle Gruppe in der medizinischen Versorgung in Deutschland.

Ich möchte zu bedenken geben, dass der Islam und die Muslime verwirrend vielfältig sind. So vielfältig, wie es eine Vielzahl muslimischer Gesellschaften in dem 57 Mitgliedsstaaten der Organisation der Islamischen Konferenz gibt. Eine kopftuchtragende Patienten oder ein barttragender Pflegebedürftiger sind keine zuverlässigen Parameter für die muslimische Zuordnung. Nicht alle Muslime befolgen streng religiöse Gebote und Verbote. Dieses Handout ist für medizinisches und ärztliches Personal im deutschsprachigen Raum gedacht, dass mit muslimischen Patienten konfrontiert ist.

Es werden fast alle Themen behandelt; Geburt, Anamnese, Pflege, Therapie und Tod. Es geht nicht darum einer Minderheit „Sonderrechte" einzuräumen. Dieses Handout und die enthaltene Checkliste sollen das Verständnis für die Bedürfnisse der Patienten erwecken und das „Warum" der Bedürfnisse erklären.
Insbesondere möchte ich darauf hinweisen, dass bei Migranten häufig durch die Migration verursachte psychologische Probleme hinzukommen, die man bei Privatpatienten aus dem arabischen Raum, die nach der Behandlung wieder nach Hause zurückkehren, nicht entdecken wird.

Zuletzt möchte ich etwas nicht unerwähnt lassen. In meinem Versuch, im Rahmen dieses Themas einige Aspekte der islamischen Lebensauffassung näher bringen zu wollen, wird Ihnen auffallen, dass der Islam für jeden Lebensbereich Regelungen hat.

Dies mag westlich orientierten, liberalen, aufgeklärten Menschen beim ersten Blick beengend wirken. Trotzdem muss ich darauf hinweisen, dass der Islam kein System mit starren Regeln und Vorschriften, sondern die Vorschriften eher flexibel und für jede Zeit und jede Angelegenheit des Lebens anwendbar ist. Dafür gibt es viele Islamgelehrte, bei denen Muslime heute per Telefon (über das Fernsehen) oder email Fragen zu bestimmten komplexen Themen Anweisungen und Rat erhalten. Die Belehrungen der Gelehrten unterscheiden sich dabei je nach den unterschiedlichen islamischen Rechtsauffassungen.

Vielleicht fragen sie sich, wieso denn eine Religion sich mit solchen alltäglichen Problemen befasst. Der Grund ist, dass der Islam keine Trennung zwischen Körper und Geist, weltlichen und geistlichen Dingen kennt. Der Islam ist eine allumfassende Lebensanschauung, die den Menschen mit all seinen Eigenschaften bejaht. Die beiden Hauptquellen, die Fundamente des Islam: der Qur'an und das praktische Vorbild des Gesandten Gottes, Muhammad, versteht der Muslim als die Rechtleitung des Allmächtigen für alle Menschen, die alle Bereiche des Lebens berücksichtigt.

Als Pflegende und Behandelnde sind Sie den alltäglichen großen Belastungen ausgesetzt. Dieses Handout soll in Ihnen ein Verständnis für die Muslime geben. Damit sie Ihr gemeinsames Ziel, die schnelle Genesung gemeinsam meistern und erleichtern können.

Der erste Teil des Handouts behandelt grundsätzliches zum Kulturbegriff, als nächstes das Thema Islam und dem Thema Medizin im Islam. Gefolgt von Hinweisen zum Umgang mit muslimischen Patienten. Am Ende ist zur schnellen Übersicht eine „Checkliste angefügt".

Ich möchte mich bei Dr. Gordon Weinberg von der Charité Berlin, Dr. Elias Mahmoudi aus Riyadh, Dr. Hala Halali aus Kairo,den Ärzten und Schwestern der Polyclinique in Tunis und der Nile Badrawi Clinic in Kairo für Ihre Unterstützung bedanken.

Hannover, 21.03.2011

Desiree McCourt

1. Kulturbegriff

Bevor man auf kulturspezifische Besonderheiten eingeht, sollte man zunächst den Begriff Kultur klären und welchen Einfluss das auf Kulturkonflikte hat.

Der Begriff Kultur wird von der Allgemeinheit zumeist im Kontext der darstellenden Kunst verstanden. Der Begriff wird umfassend definiert und diskutiert, wobei letztlich keine eindeutige und allgemeingültige Begriffsklärung erkennbar ist. Jedoch gehört der Begriff 'Kultur' zu den Begriffen, die in fast allen Wissenschaften gebraucht wird. Am häufigsten in den Geistes- und Sozialwissenschaften. Der Begriff an sich ist also nicht eindeutig festzusetzen. Im Zuge des gesteigerten Interesses an Interkulturellen Themen, ist eine Hochkonjunktur des Kulturbegriffs zu beobachten. Jedoch führen die unterschiedlichen Definitionen dieses Begriffs in verschiedenen Disziplinen haben dazu, dass seine Verwendung zunehmend unübersichtlich wird. *(nünning 2008)*

Kultur ist Einheit des künstlerischen Stils in allen Lebensäußerungen eines Volkes.
(Friedrich Wilhelm Nietzsche)

"Kultur" ist zu einem Idiom zahlreicher Bereiche geworden: – wie Alltagskultur, Diskussions-kultur, Esskultur, Firmenkultur, Organisationskultur, Subkultur usw..

Bereits die Herkunft des Wortes "Kultur", das vom lateinischen "colere" (pflegen, urbar machen) bzw. "cultura" und "cultus" (Landbau, Anbau, Bebauung, Pflege und Veredlung von Ackerboden) abgeleitet ist, also zunächst aus der Landwirtschaft stammt, verweist auf einen zentralen Aspekt sämtlicher Kulturbegriffe: Sie bezeichnen das "vom Menschen Gemachte" bzw. "vom Menschen gestaltend Hervorgebrachte" – im Gegensatz zu dem, „natürlich entstandenen oder vorhandenen.

Also weist der Begriff „Kultur" eine unüberschaubare große Variationsbreite und eben auch Uneindeutigkit auf.

In neueren kultursoziologischen Veröffentlichungen lässt sich mittlerweile als kleinster gemeinsamer Nenner definieren, dass "Kultur bzw. Kulturalität auf die symbolische Dimension des sozialen Lebens, also auf die Sinn und Bedeutungskomponente sozialen Handelns verweist, ohne die Verstehen und Orientierung in der Gesellschaft nicht möglich wäre."
(Bucakli, Özkan: Die Rekonfiguration kollektiver Identitäten i.dr postnationalen Konstellation,2f.,in: http://www.gradnet.de/papers/pomo01.paper/Bucakli01.htm (09.09.10)

„Kultur ist ‚ein geschichtlich übermittelter Komplex von Bedeutungen und Vorstellungen, die in symbolischer Form zutage treten und es den Menschen ermöglichen, ihr Wissen über das Leben und ihre Einstellung zur Welt einander mitzuteilen, zu erhalten und weiterzuentwickeln. Kultur ist ein System gemeinsamer Symbole, mit deren Hilfe der Einzelne seinen Erfahrungen Form und Bedeutung geben kann'."
(Clifford Geertz, 1984)

Das bedeutet, dass die Basis jeder Diskussion über Kultur und Transkulturalität somit die Reflexion und Klärung des zugrundeliegenden Kulturbegriffs ist.

Beispiele für ein solches geschlossenes und statisches Kulturverständnis sind in den letzten Jahren die Diskussionen um das Kopftuch oder die Debatte um das „Burqaverbot". Polarisierende gesellschaftliche und politische Diskussionen zum Thema Islam versus westliche Welt/Zivilisation, symbolisieren das sogenannte Aufeinanderprallen von Kulturen. *Huntington, Samuel P. (1997): Der Kampf der Kulturen. The Clash of Civilizations. Die Neugestaltung der Weltpolitik im 21. Jahrhundert, München/Wien (Europaverlag)*

1 a. Moderner Kulturbegriff

Ethnologie und Kulturwissenschaften entwickeln seit fast 40 Jahren auf dem Hintergrund der kritischen Auseinandersetzung mit der eigenen Tradition in einer Welt der wachsenden globalen Vernetzung einen konstruktiven, heterogenen und verbindenden Kulturbegriff.

Verglichen mit dem klassischen Kulturbegriff zeichnet sich der moderne Kulturbegriff aus durch Heterogenität mit einer starken vertikalen und horizontalen Differenzierung im Raum einer Gruppe oder Gesellschaft.

Wichtig hierbei ist die erklärende, evtl. überwindende Zuschreibung generalisierender und typisierender Klischees (aufgrund einer bestimmten Gruppenzugehörigkeit etc.). Durch Auseinandersetzung und evtl. persönlicher Begegnungen, führt dies zu konkreten individuellen Charakterisierungen bestimmter Personen und Gruppen.

Letztendlich geht es um ein Verstehen des/der Anderen, den/die ich als „fremd" wahrnehme auf dem Hintergrund meiner persönlichen Auseinandersetzung mit mir selbst und meiner eigenen, mir selbstverständlichen Lebenswelt, und nicht um Erklärung und Klassifikation > Kulturelle Begegnung als interaktiver und partnerschaftlicher Prozess und nicht als distanzierte/distanzierende (Ab-) Qualifizierung des Anderen/"Fremden" und Hierarchisierung

„Gruppen bzw. Gesellschaften können Eigenschaften und Merkmale nicht fix zugeschrieben werden. Jedes Individuum konstruiert sich sein eigenes Lebensmosaik. Eine Lebenswelt, die von biographischen Erfahrungen, äußeren Lebensbedingungen und soziokulturellen Hintergründen geprägt ist. Doch nicht nur das Lebensmosaik selbst ist individuell geprägt, sondern auch der Blick auf das sogenannte Fremde. Schließlich ist der Blick darauf vom eigenen Hintergrund beeinflusst. Es gibt also keine rein objektiven Beobachtungen und Wahrnehmungen auf andere Kulturen und Lebenswelten.

1 b. Die „ Kulturzwiebel"

Was ist es eigentlich, das verschiedene Kulturen voneinander trennt?

Zur Visualisierung des Kulturaufbaus bedient man sich häufig der in der Abbildung dargestellten Kulturzwiebel bzw. des Schichtenmodells, welches auf dem dreischichtigen Modell basiert. Die einzelnen Schichten stellen dabei die Schalen der Zwiebel dar, die nach und nach „abgeschält" werden müssen, um die darunter liegende Schicht sichtbar werden zu lassen.

Folglich ist Kultur - gleich einer Zwiebel - aus mehreren Schichten aufgebaut. Diese unterscheiden sich im Hinblick darauf, wie auffällig die Unterschiede zur eigenen Kultur sind.

Die äußerste Schicht, also der auffälligste Unterschied zwischen fremder und eigener Kultur, ist diesem Modell zufolge die Schicht der Symbole, Sprache, Nahrung, Kleidung und Architektur sprich Äußerlichkeiten. Hat man diese Schicht "überwunden", ist man dem Verstehen des Fremden schon ein ganzes Stück näher gekommen.

Die nächste Schicht bilden Normen und Werte, die sich erst langsam und im Kulturkontakt „herausschälen". Was ist richtig und was ist falsch? Was gut und Böse? Unterschiede werden nach und nach durch Regeln, Rituale und differenzierte Höflichkeit und Gesten auffällig.

Die Grundwerte einer Kultur liegen noch eine Schicht tiefer verborgen. Von außen nach innen sind diese Schichten immer schwerer zu durchschauen. Den innersten Kern der "Kultur-Zwiebel" bilden die ethischen und moralischen Werte. Diese werden von den Trägern meist unbewusst durch Familie und Umgebung übernommen - sozusagen mit der Muttermilch aufgesogen – finden sich häufig in Redewendungen oder Volksweisheiten wieder.

Ein Beispiel: In Deutschland wachsen wir mit der Vorstellung auf, dass Zeit knapp ist. Sie gilt uns als eines der kostbarsten Güter überhaupt. Weil wir dem anderen nicht "die Zeit stehlen" wollen, halten wir es für unhöflich, ihn bei einer Verabredung warten zu lassen. Araber hingegen gehen mit Zeit viel großzügiger um. Typisch ist die vage Zusicherung "Ich komme morgen Nachmittag, so Gott will."

Mittelschicht: sichtbar aber undefinierbar (Rituale, Bräuche, Gesten und Regeln, Heldentypus, Vorbilder)

Innerste Schicht: Grundwerte (Werte, Normen

Außenschicht: äußere Merkmale (Sprache, Kunst, Symbole, Architektur, Musik, Kleidung etc.)

Foto Zwiebel:ORIENT-ATION©

Nach Hofstede ist Kultur als „die kollektive Programmierung des Geistes, die Mitglieder einer Gruppe oder Kategorie von Menschen von einer anderen unterscheidet" zu verstehen. „Kultur ist für die Gesellschaft, was die Persönlichkeit für ein Individuum ist", so Hofstede. **(Hofstede 2001).** Eine solche mentale Programmierung umfasst spezielle Denk-, Fühl- und Handlungsmuster, die eine bestimmte Kultur charakterisieren. Dabei sind diesem Begriff auch normale und alltägliche Aktionen wie beispielsweise Essen, Grüßen, emotionale Reaktionen, die physische Distanz, sexuelle Verhaltensweisen und die Hygiene zugehörig **(Hofstede 2001).**

Natürlich gibt es in allen Kulturschichten individuelle Unterschiede. So wie es nicht „den Christen" gibt, gibt es auch nicht „den Muslim". Individuelle Persönlichkeit, Erziehung, soziales und politisches Umfeld sind schließlich prägend.

1a. Kulturkonflikte

Der Begriff Kulturkonflikt bezeichnet einen Konflikt, der auf Grund unterschiedlicher Kulturzugehörigkeiten von Personen entsteht. Gemeint ist hierbei kein offener Konflikt, sondern hier wird als Konflikt die Interaktion zwischen Menschen verstanden, bei der es parallel zur Interaktion zu wahrgenommenen Unvereinbarkeiten von Sichtweisen, Wünschen und Wollen der Beteiligten kommt. Ungeachtet offener Zurschaustellungen von Feindschaft. Es genügt schon, dass einer der Interaktionspartner die Unvereinbarkeit subjektiv als solche wahrnimmt. Es ist z.B. für viele Muslime unerträglich, dass die „Anderen" im „Westen" den Islam an sich, bzw. die Gottesgebote und Traditionen als Verletzung der Menschenrechte diffamieren und dass das Streben nach Reichtum, Respektlosigkeit gegenüber Eltern, Älteren und Autoritäten, sexuelle Promiskuität, weltlich-diesseitiges Lotterleben   als universaler Höhepunkt menschlicher Geschichte aufgefasst wird.

Andererseits sehen viele aufgeklärte „Westler" Abscheu darin, dass muslimische, religiöse Fanatiker den Terror gegen Zivilgesellschaften und unschuldigen Zivilpersonen, den Antizionismus und die Unterdrückung, gar Steinigung von Frauen mit dem Kampf gegen eben das westliche Lotterleben begründen und zu einer Selbstkritik, bzw. einer Hinterfragung bestimmter Themen nicht fähig sind.

Kommt es zu einem Zusammenprall/Clash von unterschiedlichen Kulturen, dann nimmt es manchmal fast paranoide Züge an.

Das Zwiebelmodell deutet es bereits an. Was uns in anderen Kulturen fremd und vielleicht feindlich erscheint, kann man häufig zunächst nicht einschätzen. Unerklärbare Situationen können unsicher machen. Vergleicht man Reaktionen aufgrund des eigenen Zwiebelmodells, entstehen Missverständnisse und Vorurteile. Reaktionen und Gesten können nicht richtig eingeordnet werden.

Interkulturelle Trainings zur Vermittlung „Interkultureller Kompetenzen" dürfen niemals dazu führen, dass die Teilnehmer eines solches Kurses am Ende das Gefühl haben, sich bedingungslos in eine andere Kultur unterordnen zu müssen oder sich in einer anderen Kultur völlig assimilieren müssen. Interkulturelle, oder Transkulturelle Trainings dürfen lediglich dazu dienen, das Anderssein des Anderen zu beobachten, zu verstehen und zu akzeptieren. Interessant ist, das als Nebenprodukt meist die eigene Kultur erst dadurch verständlich und manchmal akzeptierbar wird. Denn schließlich werden die Augen für die eigene Kultur geöffnet. Es wird erkennbar, dass es auch Gemeinsamkeiten mit einer anderen Kultur gibt.

Was bedeutet der Kulturkonflikt in Hinsicht auf Patienten? Nun, es geht um differenzierte Vorstellungen von Gesundheit und Krankheit. Auch diese sind kulturell geprägt.

- Wie werden Schmerzen und Beschwerden geäußert?
- Was wird unter Krankheit verstanden?
- Welcher Heilmethode wird vertraut?

Muslimischen Patienten fällt es oft schwer, den deutschen Ärzten die Symptome ihrer Erkrankung verständlich zu beschreiben. Da nach der muslimischen Tradition ein Gebrechen erst als echte Krankheit gewertet wird, wenn es Schmerzen bereitet. Daher meiden viele Muslime Impfungen, routinemäßige Kinderuntersuchungen oder Vorsorgeuntersuchungen, wie sie Urologen, Zahn- oder Frauenärzte anbieten.

2. Migration in Deutschland

Nach Informationen des Bundesamts für Migration und Flüchtlinge, kommen über zehn Prozent der in Deutschland lebenden Ausländer aus Staaten, die nicht der EU angehören. Diese könnten als zirkuläre Migranten betrachtet werden. Der Begriff der "zirkulären Migration" wird hierbei als Mehrfachwanderung verstanden, bei der eine Person mindestens einmal ins Zielland zuwandert (oder dort geboren wird), ins Herkunftsland, das Land der Staatsangehörigkeit oder ein Drittland fortzieht und erneut ins Zielland zuzieht. (Quelle www.bamf.de)

Dabei weisen Arbeits- bzw. Wirtschaftsmigranten häufiger ein solches Migrationsmuster auf als Personen, die z. B. aus familiären oder humanitären Gründen nach Deutschland gekommen sind.

Daneben gibt es aber natürlich all die Migranten, die nicht immer „Ausländer" sind, die als Arbeitsmigranten kamen, hier geboren sind und in Deutschland geblieben sind. Obwohl es schon gut 40 Jahre zurückliegt, dass die ersten ausländischen Arbeitnehmer, vor allem aus der Türkei, nach Deutschland geholt wurden, hat dieser Umstand bis vor einigen Jahren in der Ausbildung von medizinischem Personal kaum Beachtung gefunden. Bis in die 90er Jahre wusste man solche Sachverhalte wie "Moslems essen kein Schweinefleisch". Dies ist recht plakativ geäußert und ohne weitere Hintergrundinformationen.

Infolgedessen blieb die Interaktion mit Patienten aus anderen Kulturkreisen der täglichen Praxis überlassen. Auf der Essensbestellung wurde "Moha-Kost" angekreuzt, ohne sich der Tatsache bewusst zu sein, dass die Bezeichnung "Mohammedaner" für die muslimischen Mitbürger nicht korrekt ist.

Mittlerweile hat ein Umdenken stattgefunden, nicht zuletzt dank der vielen wohlhabenden Privatpatienten, die für Behandlungen und Untersuchungen zu den, in der arabischen Welt überausgeschätzten, deutschen Ärzten und Krankenhäusern aus Nah- und Mittelost anreisen.

Tabelle 6: Die fünf häufigsten Staatsangehörigkeitsgruppen nach Geburtsland am 31.12.2009

	In Deutschland geboren	in Prozent	Im Ausland geboren	in Prozent	Summe
Türkei	547.101	33,0%	1.110.982	67,0%	1.658.083
Italien	156.614	30,3%	360.860	69,7%	517.474
Polen	15.292	3,8%	383.221	96,2%	398.513
Griechenland	77.143	27,7%	200.920	72,3%	278.063
Kroatien	49.011	22,2%	172.211	77,8%	221.222
sonstige Staaten	456.351	12,6%	3.165.070	87,4%	3.621.421
Gesamt	1.301.512	19,4%	5.393.264	80,6%	6.694.776

Quelle: Statistisches Bundesamt, Ausländerzentralregister, eigene Berechnungen

In Deutschland leben gegenwärtig ca. 16 Millionen Menschen mit Migrationshintergrund.

21% davon sind in Deutschland geboren.

Für Deutschland gibt es nur geschätzte Zahlen der Muslime in Deutschland. Die Zahlen schwanken zwischen drei und viereinhalb Millionen muslimischer Einwohner. Dabei sind ca. 100 Tausend Konvertiten. Aber auch hier gibt es nur Schätzungen. Der Grund ist, dass Muslime in Ihren Moscheeverbänden zwar manchmal organisiert sind, es aber keine zuverlässigen schriftlichen Registrierungen wie bei den christlichen Kirchen, bzw. Gemeinden gibt.

Der Islam ist in der Praxis häufig gemeindeunabhängig organisiert. Die beiden großen Dachverbände, Zentralrat (eher arabisch ausgerichtet) und Islamrat (eher türkisch ausgerichtet) können Zahlen nur anhand der ihnen zugehörigen Moscheevereine schätzen. Die unzähligen Muslime, bzw. Moscheevereine, die sich keinem Dachverband oder einem in jedem Bundesland installierten Schura-Rat zugehörig fühlen, bleiben nicht erfasst.

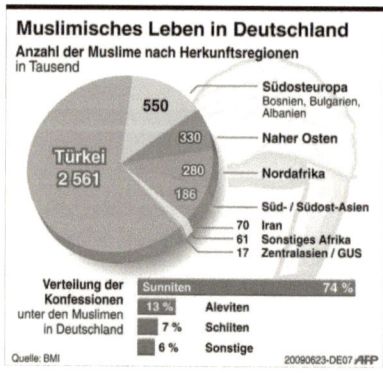

Muslimisches Leben in Deutschland
Anzahl der Muslime nach Herkunftsregionen
in Tausend

Türkei 2 561 / 550 / 330 / 280 / 186 / 70 / 61 / 17

- Südosteuropa Bosnien, Bulgarien, Albanien
- Naher Osten
- Nordafrika
- Süd- / Südost-Asien
- Iran
- Sonstiges Afrika
- Zentralasien / GUS

Verteilung der Konfessionen unter den Muslimen in Deutschland

Sunniten 74 %
13 % Aleviten
7 % Schiiten
6 % Sonstige

Quelle: BMI   20090623-DE07 AFP

Die Muslime in Deutschland stammen dabei zu ca. 70% (ca. 2,5 Millionen) aus der Türkei.

Weitabgeschlagen mit 500 Tsd. Einwohnern folgen Muslime aus Südosteuropa, sprich Bosnien, Albanien und Bulgarien (starke türkische Minderheit in Bulgarien). Dann folgen Muslime aus den Mittelmeerländern und Südostasiaten.

Diese sind wiederum in unterschiedliche Konfessionen des Islam unterteilt, wobei die Sunniten die absolute Mehrheit ausmachen.

Aleviten finden sich hauptsächlich unter kurdischen Einwohnern, werden von Sunniten und Schiiten sehr kritisch betrachtet, sogar als unislamisch angesehen.

Man sollte bedenken, dass die meisten muslimischen Arbeitsmigranten aus ländlichen Gebieten stammen und daher oft tradierte konservative Rollenverständnisse mitbringen und weitervererben.

Die in den 60er Jahren angeworbenen, häufig ungelernten Arbeiter mit Sprachbarrieren haben dazu geführt, dass von der ersten Generation der Migranten nur Hilfsarbeiten angenommen werden konnten. Die dadurch stärkere Bedrohung von Arbeitslosigkeit, körperliche Beschwerden durch harte Arbeit, sozialer Druck der muslimischen und nichtmuslimischen Gesellschaft, Stigmatisierung durch die deutsche Gesellschaft führen häufig zu psychischen Beschwerden.

3. Islam

3a. Der Prophet Mohammed

Der Islam ist die jüngste der drei monotheistischen Weltreligionen. Der Prophet Mohammed, der als Begründer des islamischen Glaubens gilt, wurde um 570 n. Chr. in Mekka auf der arabischen Halbinsel geboren. Im Alter von etwa 40 Jahren hatte Mohammed sich, wie jedes Jahr, im bereits damals heiligen Monat Ramadan zum Fasten auf den Berg Hira bei Mekka zurückgezogen. Dort erschien ihm der Erzengel Gabriel und forderte ihn auf, das Wort Allahs (Gottes Name in der Gesamten Arabischen Welt, auch bei Christen) zu verkünden. Im Laufe der folgenden Monate empfing Mohammed weitere Offenbarungen. Es dauerte eine Weile, bis er Anhänger für diese Offenbarungen gewinnen konnte. Was er zu sagen hatte lässt sich relativ knapp auf den Punkt bringen: Er rief zum Glauben an den einen Gott auf, und er warnte vor dem Jüngsten Gericht.

Zunächst im engeren Familien und Freundeskreis währten diese Verkündungen für ca. drei Jahre. Bis 613 n. Chr. blieb Mohammads Prophetentum mehr oder weniger inoffiziell. Mittlerweile hat sich aber in Mekka herumgesprochen, dass Mohammed sich als Empfänger göttlicher Offenbarungen betrachtete. Es heißt, dass noch bevor Mohammed öffentlich auftrat, ganz Mekka bereits darüber redete. Ganz allgemein vertrat Mohammed neben dem Monotheismus auch die Forderung nach Gerechtigkeit für alle, also auch für Sklaven und Frauen, was dem mekkanischen Establishment nicht sonderlich gefiel.

Das Diktat des Monotheismus wurde durch die Unzufriedenheit mit den alten Kulten und den vielen Gottheiten, die in dem schwarzen Kubus, der Kaaba und in Privathäusern Mekkas, verehrt wurden begünstigt.
Mekka verdiente gut am Polytheismus. War doch Mekka ein Handelsknotenpunkt und ein Wallfahrtsort in der Wüste, an der Weihrauchstraße gelegen. Vergleichbar mit heutigen Messe- und Pilgerstädten. Der Aufenthalt der vielen Karawanen und reisenden Beduinen, die in Mekka ihren diversen Göttern huldigen wollten sicherten ein gutes Einkommen für die Stadt und ihre Bewohner.

In Mohammeds Alternative des Monotheismus sahen sie eine wirtschaftliche Gefahr. Zumal sich auch mit der Zeit auch Mitglieder der einflussreichen, tonangebenden Sippen zu seinen Anhängern zählten. **(Watt, 1999)**
Nach Bekanntwerden eines Mordkomplotts gegen ihn, sah Mohammed sich gezwungen seine Heimatstadt in Richtung Yathrib (heute Medina – Medina heißt Stadt -) zu verlassen. Dies geschah im Jahr 622 n. Chr. Mit dieser Flucht (Hijra) beginnt die islamische Zeitrechnung.

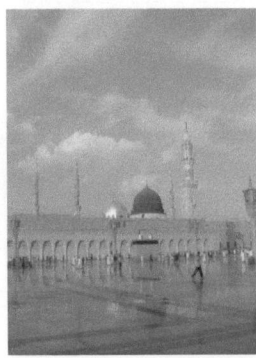

In Yathrib lebte und starb Mohammed in seinem Haus worin er auch beerdigt wurde. Dieses Haus wurde schon zu seinen Lebzeiten eine Moschee und an das ist heute die große Moschee Medinas und eine Pilgerstätte geworden. Diese Moschee ist nach der Ka'aba in Mekka der zweitheiligste und - wichtigste Ort im Islam.

Während in Mekka, Mohammed hauptsächlich als Prophet fungierte und die Offenbarungen Gottes zum Glauben an seine wachsende Zahl von Anhängern weitergab, wuchs Mohammed in Yathrib (Medina) in eine führende, politische Rolle hinein. Offenbarungen bewegten sich hier in konkreter Gesetzgebung, der Bestimmung des Verhältnisses zu Juden und Christen und dem Leben der Gemeinde. **(Watt, 1957)**

Große Moschee in Medina mit Grabstelle Mohammeds

3b. Der Glaube der Muslime

Der Glaube an einen einzigen Gott ist der Kern der Religion des Islam.

Islam bedeutet „Unterwerfung dem Willen Gottes".

Eine Unterwerfung zeigt auch im Gebet, das neben dem Glaubensbekenntnis (Es gibt keinen Gott außer Gott), dem Fasten im Monat Ramadan, der Armensteuer und der Wallfahrt nach Mekka zu den Fünf Pflichten, den sogenannten „Fünf Säulen" des Islam gehören.

Allah lenkt mit seiner uneingeschränkten Macht das Schicksal aller Menschen. Für Ihre Taten im Diesseits muss jeder Mensch im Jenseits vor dem Jüngsten Gericht Rechenschaft ablegen. Gute Menschen betreten das Paradies, böse werden als Sünder in der Hölle brennen. Daran glauben ca. 90% der Muslime.

Der Islam ist jedoch nicht nur eine reine Glaubenslehre. Im Koran, dem unverfälschten Wort Gottes und den Überlieferungen vom Leben und Wirken des Propheten sind Verhaltensvorschriften für das ganze Leben vorgegeben.
Alle Handlungen sind in fünf Kategorien eingeteilt: verpflichtend, empfohlen, gleichgültig, unerwünscht und verboten. So ist die Waschung vor dem Gebet beispielsweise verpflichtend.

Im Islam gibt es, wie bei anderen Religionen auch unterschiedliche Glaubensrichtungen. Die meisten Muslime gehören den Sunniten an (ca. 90%). Der Name leitet sich von „Sunna" ab, dem vorbildlichen Leben Mohammeds, das in „Hadithen - Berichten" festgehalten ist.

Die zweitgrößte Gruppe, die Schiiten bilden, rund 10% der Gläubigen. Sie bekennen sich ebenfalls zum Lebensweg Mohammeds, vertreten aber eine andere Auffassung, was die Leitung der islamischen Gemeinschaft nach dem Tode Mohammeds anbelangt.

Die Aleviten sind eine Untergruppierung der Schiiten. Man zählt ca. 20% der türkischstämmigen Bürger in Deutschland zu ihnen. Viele von ihnen gehören den Kurden an. Während das islamische rituelle Gebet, das Fasten im Monat Ramadan und die Ordnungen der Scharia als zweitrangig angesehen werden, müssen die Aleviten Ihren Glauben und Ihr Handeln an der Verehrung Alis, dem Schwiegersohn Mohammeds ausrichten. Alkoholgenuss ist gestattet, wie es auch kein Kopftuchgebot für Frauen gibt.

3c. Fünf Säulen des Islam

Die fünf „Säulen" (arabisch اركان /arkān) des Islam sind die Grundpflichten, die jeder Muslim zu erfüllen hat:

- Das Glaubensbekenntnis zu Allah und das Mohammed sein Prophet ist (arabisch الشهادة / asch-schahāda (Shahada)

- Das Gebet (fünf Mal am Tag) (arabisch صلاة /Ssalat)

- Spenden für Mildtätige Zwecke (arabisch زكاة / Sakat)

- Fasten im Monat Ramadan (arabisch صوم / Saum)

- Die Pilgerfahrt nach Mekka zum Haus das der Prophet Abraham mit seinem Sohn Ismail errichtete (mindestens einmal im Leben, wenn es gesundheitlich und finanziell möglich ist) (arabisch حج / Hajj)

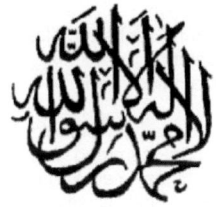

Shahada (Glaubensbekenntnis: Es gibt keinen Gott außer Gott und Mohammed ist sein Prophet)

Das Glaubensbekenntnis „Es gibt keinen Gott außer Gott und Mohammed ist sein Prophet" muss nach vorheriger ritueller Reinigung von Konvertiten in Gegenwart von zwei muslimischen Zeigen wiedergegeben werden. Danach ist man Muslim.

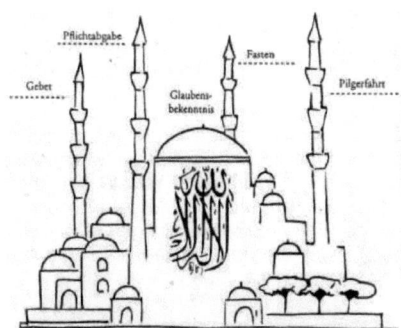

Die Fünf Säulen des Islam
(Lernstraße Islam, Calwer Verlag)

3 d. Woran Glauben Muslime im Islam?

Muslime glauben an:

- **Allah** (Schöpfer der Erde und des Universums)
- **Engel** Unsichtbare Wesen aus Licht geschaffen (Gabriel, Israfil und Izrail)
- die **heiligen Bücher** (Thora, Bibel, Psalmen und Qur'an)
- die **Propheten** (Adam, Ibrahim, Isaak, Hiob, Jonas, David, Moses, Noah, Jesus und Mohammed)
- das **Jenseits** (Wiederauferstehung)
- die **Vorbestimmung** (Gottesbestimmung)

3 e. Der Koran (Qur'an)

Der Koran ist das unverfälschte Wort Allahs, das dieser dem Propheten Mohammed übermittelte und ist in 114 Abschnitten der länge nach in Suren unterteilt. Der Koran erstand in seiner jetzigen Form einige Jahre nach Mohammeds Tod.

Der größte Teil des Korans wurde Mohammed in Mekka in verhältnismäßig kurzen Passagen offenbart. Zunächst wurden die Offenbarungen von Mohammed und seinen Anhängern im Gedächtnis erinnert und oral weiterverbreitet. Mit der Zeit konnten viele Muslime große Teile des Korans auswendig. Mohammed selbst schrieb Nichts auf, da er Analphabet war. Er bediente sich in späteren Jahren in Medina Schreibern. Manche seiner Anhänger fingen jedoch von sich aus an, Teile niederzuschreiben. Die Medinaischen Suren sind die längeren Suren im Koran. Schließlich war es einer von Mohammeds Nachfolgern; als Führer der Muslime, Kalif Uthmann im Jahr 653 n. Chr., der eine Anzahl Gelehrter damit beauftragte einen endgültigen Text des Korans verfassen ließ. Diese Version wurde niedergeschrieben und im Reich, dass sich rasant nach dem Tode Mohammeds ausgeweitet hatte und bis nach Indien und Nordafrika reichte, verteilt.

4. Die Geschichte der Medizin im Islam

In vorislamischer Zeit praktizierten die verstreuten Beduinenstämme in den Wüstengebieten der arabischen Halbinsel eine Volksmedizin. War man doch während der wochenlangen Reisen in der Wüste auf das angewiesen, was in das Transportgepäck passte. Man griff auf Weihrauchharz zurück, das (bis heute genutzt) desinfizierend wirkt und gekaut gut gegen Magen- und Darmbeschwerden half. Die Blätter des Qat unterstützten gegen Müdigkeit und Erschöpfung, verhalfen aber auch nach vielen Stunden auf dem Kamel zum tiefen Schlaf, um für die Weiterreise wieder ausgeschlafen zu sein.

Einen ausgebildeten Ärztestand gab es nicht. Ebenso wenig kannte man ein wissenschaftliches medizinisches System. Es waren Frauen, die Kranke und Verletzte mit ihrem von den Müttern und Schwiegermüttern vermittelten Wissen pflegten und behandelten. Neben den erwähnten Kräutern, wurden magische Praktiken angewandt und auch das Besprechen von Krankheiten. **(Halm, 2006)**

Anders in Ägypten. Die ersten Zeugnisse verfeinerter antiker Medizin stammen aus Ägypten. Bereits um das Jahr 2600v.Chr. waren die Ägypter in der Lage, chirurgische Messer aus Kupfer herzustellen, die zu kleineren Operationen, wie Beschneidungen, wurden. Es finden sich noch heute in einigen Tempeln am Nil Bilder von chirurgischen Instrumenten und Berichten zu Operationen. Ärzte waren zumeist die Priester, die auch für die Einbalsamierung zuständig waren.

Die Ägypter der Antike besaßen auch gewisse Kenntnisse über Anatomie. So wussten sie über die Wichtigkeit des Herzens, hatten aber noch kein Wissen vom Blutkreislauf. Da sie erkannten, dass ein Mensch ohne Herz nicht lebensfähig war, fassten sie das Herz als Sitz der Intelligenz und Seele auf. Das Herz war daher auch das einzige Organ, das bei der Mumifizierung nicht entnommen wurde.

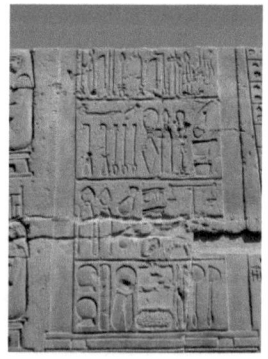

Abbildung chirurgischer Instrumente
in Ägypten, Kom Ombo (eigenes Foto)

Im Gebiet des heutigen Syrien und Irak hat man medizinische Aufzeichnungen aus der Mitte des siebten Jahrhunderts v. Chr. auf Tontafeln gefunden. Insgesamt 660 Tontafeln geben Aufschluss über ein medizinisches Wissen, das bereits zur Zeit seiner Aufzeichnung tausend Jahre alt gewesen sein soll. Die Tafeln enthalten Symptome, Diagnosen und Therapien für unterschiedliche Krankheiten.

Sicherlich hatte damals das medizinische Wissen Roms und Griechenlands Einfluss auf diese Regionen, bzw. eroberten Gebiete.

Mohammed lebte weit entfernt dieser kultivierten Regionen auf der arabischen Halbinsel. Ihm war daher nur die dortige, örtliche Volksmedizin bekannt.

Laut den Hadithen äußerte sich Mohammed zu Krankheit, Medizin und Heilung. So finden sich in Hadithen Anweisungen zu einer gesunden Lebensführung, Therapieempfehlungen und anderes. Diese Richtlinien und Empfehlungen basieren auf den damaligen Praktiken und Kenntnissen der altarabischen Volksmedizin und gehen über diese natürlich daher nicht hinaus.

Im Zuge der raschen Ausbreitung des Islam auf die Gebiete der arabischen Halbinsel und darüber hinaus, nach dem Tode Mohammeds im Jahr 632 n. Chr., trafen die Araber auf die Kulturgüter der antiken Welt des Mittelmeerraums. Der klassischen griechischen Bildung hatte der Islam nichts Gleichwertiges entgegenzusetzen. Und auch auf dem Gebiet der Medizin trafen zwei Welten aufeinander: auf der einen Seite die arabische primitive Volksmedizin, auf der anderen Seite wissenschaftlich ausgebildete Ärzte, meist syrische und ägyptische Christen, die der hoch stehenden griechischen Heilkunde verpflichtet waren.

Aufgeschlossen bemächtigten sich die Araber der für sie neuen, fremden Kulturen, indem sie antike Texte übersetzten, beziehungsweise übersetzen ließen. Besonders taten sich als Vermittler des griechischen Wissens an die Araber ostsyrische Christen, aber auch Juden hervor.

In Damaskus, Bagdad und Antiochia entstanden Übersetzungszentren und Schulen, die nur damit beschäftigt waren, die antiken Werke ins Arabische zu übersetzen. So entwickelte sich Arabisch zur Gelehrtensprache.

4a. Die Blütezeit der arabischen Medizin

Ihre Blüte erreichte die arabische Medizin bis etwa 1150 nach Christi Geburt. Die Sprache der Wissenschaft war das Arabische. Aber die großen Ärzte dieser Epoche waren nicht Araber der arabischen Halbinsel, sondern Perser, oder sie kamen aus Ägypten, Syrien oder Spanien. Die Zeit der Übersetzung war vorüber. Alle Werke von Hippokrates, Galenos und die der byzantinischen Medizin lagen nun in arabischer Sprache vor. Es war die Zeit der Verarbeitung, des kritischen Sichtens, des Annehmens und Abwehrens, des eigenen schöpferischen Forschens und Beobachtens. Es erscheinen wichtige medizinische Originalwerke, welche neben griechischen auch indische Quellen berücksichtigten.

Razi

Von Bedeutung war der Perser Muhammad ibn Zakarya Razi (865 - 925; latinisiert Rhazes), der als einer der größten und eigenständigsten Chemiker, Philosophen und Ärzte gilt. Seine medizinischen Bücher fanden in lateinischer Sprache im Europa des Mittelalters weite

Verbreitung, hohes Ansehen und wurden lange für das medizinische Studium in Europa genutzt.

Er galt als großer Empiriker, da er sehr viele Experimente machte und fast alle seine Aussagen, vor allem in der Medizin, selbst erprobte..

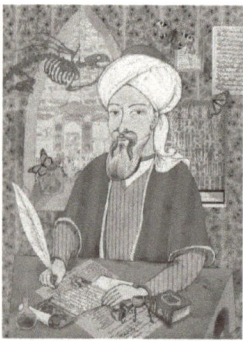

Internet Encyclopedia of Philosophy

Avicenna

Den größten Einfluss auf die arabisch-islamische Medizin hatte Avicenna (Abu Ali al-Husain Ibn Sina; 980 - 1038), der als Sohn eines Beamten in Balkh in der Nähe von Buchara (im südlichen Teil des heutigen Usbekistan) geboren wurde.

Im Alter von zehn Jahren beherrschte er den Koran auswendig, studierte als Knabe griechische Philosophie und widmete sich der Mathematik, Geometrie und Astronomie, der Musik und der Jurisprudenz, ehe er im Alter von sechzehn Jahren das Studium der Heilkunde begann. Insbesondere galt sein Interesse der Anatomie, Physiologie, Chirurgie und der Krankheitslehre. – Er soll die gesamte damalige Wissenschaft überblickt haben.

Mit einundzwanzig Jahren schrieb er seine erste wissenschaftliche Enzyklopädie. Das Hauptwerk der fast hundert von ihm verfassten Bücher war der Qanun al Tibb oder „Canon Medicinae", eine Kanonisierung der Medizin - ein Werk, das jahrhundertelang vielen Ärzten und Medizinstudenten als Grundlage diente.
Es war der Höhepunkt der scholastischen Medizin und gleichsam die Pflichtlektüre aller Mediziner. Nach der Erfindung des Buchdrucks war es nach der Bibel das am häufigsten gedruckte Buch; es erlebte dreizehn Auflagen; die letzte lateinische Gesamtausgabe erschien 1688.
Bis in die Mitte des siebzehnten Jahrhunderts beruhten die Lehrpläne christlicher Universitäten, selbst im britischen Inselreich, auf den Schriften Avicennas.

Im Mittelalter waren Avicenna und Medizin gleichbedeutend. Neben dem umfangreichen Wissen und seinem medizinischen Weitblick trug er durch eigene Beobachtungen und Erfahrungen wesentlich zu einer Weiterentwicklung der Medizin bei. So beschrieb er als erster das System der Herzkammern und Herzklappen, beschäftigte sich mit Krankheiten wie Windpocken und Masern. Auch entwickelte er neue Methoden der Diagnostik. So wird z.B. die Methode der Perkussion, also Beklopfen einer Körperwand, zur Identifizierung innerer Organstrukturen auf ihn zurückgeführt. Dies viele Jahrhunderte bevor sie von Leopold Auenbrugger (1722 - 1809) wiederentdeckt wurde.

In seinem Buch „Al-Qanun al Tibb" befasst sich Avicenna mit der Heilung im körperlichen Bereich, so behandelt sein zweites enzyklopädisches Werk, das Kitab al-Schita, die Heilung der Seele.

Daneben gibt es noch 14 weitere medizinische Werke Avicennas, auch Ibn Sina genannt, von denen acht in Versen geschrieben sind. Sie enthalten unter anderem die 25 Zeichen der Erkennung von Krankheiten, hygienische Regeln, nachgewiesene Arzneien, anatomische Notizen. Unter seinen Prosa-Werken findet die Abhandlung über Herzmedikamente besondere Beachtung. Avicenna unterscheidet die theoretische Medizin von der praktischen. Die praktische Medizin wird nochmals unterteilt in eine vorbeugende und eine heilende.
(Strohmaier, 2006)

4b. Die medizinischen Leistungen

Der oben erwähnte Razi beschrieb als erster die Krankheitsbilder der Masern und Pocken. Hinzukam dass Augenkrankheiten wegen der mangelhaften Hygiene weit verbreitet waren. Razi war es auch, der als erster die Lichtreaktion der Pupille beobachtete. Ibn Al Haitan erfasste das Sehen als einen mit der Lichtbrechung zusammenhängenden Vorgang. Er begründete damit die physiologische Optik. - Im Jahre 1000 wurde bei der Staroperation erstmals die getrübte Linse herausgezogen, ein revolutionärer Fortschritt gegenüber dem Starstich, bei dem die trübe Masse nur nach hinten gedrückt wird. Auch die Pharmakologie erlebte ihren Aufschwung. Kampfer und Mutterkorn sind arabische Heilmittel. Es wurden Verfahren der Destillation, Sublimation und Kristallisation entwickelt. Das *Gummi Arabicum* hat aus dieser Zeit seinen Namen.

Psychisch Kranke wurden damals in besonderen Abteilungen der Krankenhäuser gut versorgt; sie wurden, anders als in frühen Zeiten, nicht mehr als Verbrecher eingestuft. Es gab sogar Ansätze von psychotherapeutischen Maßnahmen. Die psychisch Kranken versuchte man durch Tanz, Musik und Theater abzulenken. Hier war Avicenna weisungsgebend.

Wissenschaftliche Medizin

Trotz der Forschungen und Diagnostik, blieb die Chirurgie rückständig. Das Schneiden, Bandagieren, Aderlassen und Schröpfen wurde von nicht ausgebildeten Heilern und Laien aus dem Volk ausgeübt. Das einzige chirurgische Werk stammt von dem Arzt ABULKASIM, ein Werk, das nach 1300 in Europa mehr gelesen wurde als bei den Arabern. Die am meisten geübte chirurgische Tätigkeit der wissenschaftlich ausgebildeten Ärzte war das Kauterisieren (= Brennen) sowohl für innere als auch für äußere Erkrankungen. Man führte eine Narkose durch, indem man einen mit dem Narkotikum getränkten Schwamm über Mund und Nase hielt.

Die Ärzte

Die medizinische Ausbildung geschah in einem Lehrzentrum oder in einem Krankenhaus, auch in privaten Räumen der Lehrer. Überall in der Welt des Islams gab es Akademien, Schulen, Bibliotheken als selbständige Einrichtungen oder angegliedert an Moscheen und Krankenhäuser. Am Anfang stand ein grundlegendes Literaturstudium. Dann erfolgte die klinische Ausbildung. Nach erfolgreich beendetem Studium erhielt man ein Zertifikat.

Die muslimischen Ärzte scheuten sich jedoch, in die Intimsphäre der Frau einzudringen. Die Hauptarbeit der Gynäkologie und der geburtshilflichen Praxis geschah deshalb durch Hebammen. Interessant ist, dass Hebammen bis heute als Gynäkologen für Frauen aus den armen Schichten fungieren.

Das Krankenhauswesen

Vorbildlich war die Entwicklung des Krankenhauswesens im Islam dieser Zeit. Es übertraf den Standard der christlichen Hospitäler des Mittelalters bei weitem. Die ersten Lehrkrankenhäuser entstanden in Persien. Im frühen neunten Jahrhundert wurde in Bagdad „Das Haus des Wissens" (Bait al-Hikmah) mit eigener Bibliothek zur Übersetzung und Auswertung von wissenschaftlichen Texten ins Leben gerufen. Bekannte Hospitäler befanden sich auch in Bagdad, Damaskus und Kairo. Der Arzt war nicht Nebenfigur wie in den Krankenhäusern des Mittelalters in Europa, sondern mitverantwortlicher Leiter.

Lange bevor im achtzehnten Jahrhundert der klinische Unterricht in der niederländischen Stadt Leyden begann, wurden die Studenten in den Krankenhäusern Arabiens unterrichtet. In manchen islamischen Hospitälern waren sogar besondere Räume für die Vorlesungen eingerichtet. Den Krankenhäusern waren umfangreiche Apotheken und hervorragende Bibliotheken angegliedert.
Das wohl größte und hervorragendste Hospital war das Mansour Krankenhaus in Kairo. In separaten Stationen lagen die Patienten mit den verschiedenen Krankheiten. Es gab Säle für Fieberkranke, für Augenleiden, eine besondere Frauenstation, eine Abteilung für Ruhr-Erkrankte und auch für chirurgische Patienten.

Der Verfall der Medizin

Ein Ereignis läutete den langsamen Verfall der islamischen Hochkultur an – die Eroberung Bagdads durch die Mongolen im Jahr 1258n. Chr. Der politische und kulturelle Niedergang des islamisch-arabischen Weltreichs führte auch zum Verfall der vormals blühenden islamischen Medizin. Die medizinische Wissenschaft verlor mit den Jahrzehnten und Jahrhunderten ihren Schwung. Den bewährten Werken der Alten fügte man nichts Neues mehr hinzu. Wissenschaftliche Neugier, Entdeckung und Eroberungsdrang standen still. Autoritäten wie Avicenna werden unverändert immer wieder abgeschrieben. Im Gegenteil, ganze Kapitel und Abschnitte der medizinischen Lehre wurden weggelassen.

Zwar gab es noch große Namen wie Averroes (Ibn Rushd) aus der spanischen Kalifenstadt Cordoba (1126 - 1198), Philosoph, Theologe und Arzt, berühmt geworden durch seine Aristoteles-Kommentare. Auch sein jüdischer Schüler Maimonides (1139 -1204) wurde als Mediziner bekannt und berühmt. Er verfasste Schriften über Diät, Hygiene, Erste Hilfe und übersetzte den Kanon Avicennas ins Hebräische.

Tipps für den Umgang mit Muslimischen Patienten im Alltag

5. Pflichtgebet im Krankenhausalltag

Das Pflichtgebet ist eine der fünf Säulen des Islam.

- Fünf Mal am Tag
- morgens, mittags, nachmittags, zum Sonnenuntergang und am Abend. Zu festgelegten Zeiten, die sich nach dem Sonnenstand richten und je nach Ort und Jahreszeit variieren.
- Jeder Muslim, außer Kinder und menstruierende Frauen müssen 5 x täglich zu festgelegten Zeiten gen Mekka beten.
- Das Gebet kann überall ausgeführt werden.

Vor dem Gebet ist eine rituelle Reinigung (Wudu) obligatorisch. Die Waschung/Reinigung soll den Gläubigen auf das Gebet vorbereiten und in einen rituell reinen Zustand bringen.

Gereinigt werden Hände, Gesicht, Unterarme und Füße und der Kopf. Während man Suren aus dem Koran rezitiert.

Eine normale Reinigung kann eine rituelle Waschung nicht ersetzen.

„Ihr Gläubigen! Wenn ihr euch zum Gebet aufstellt, dann wascht euch (vorher) das Gesicht und die Hände bis zu den Ellenbogen und streicht euch über den Kopf und (wascht euch) die Füße bis den Knöcheln! [...]" – SURE 5, VERS 6:

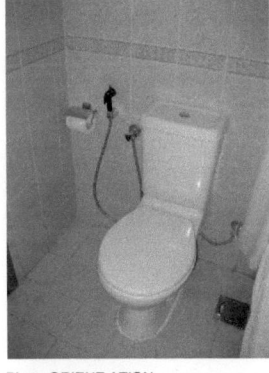

Es kann also passieren, dass ein Patient sich nach einer Dusche nochmals reinigen möchte. Es geht hierbei um eine spirituelle Reinigung.

Ein Muslim gilt als „verunreinigt", wenn er blutet, eitert, sich erbricht, auf der Toilette war oder Geschlechtsverkehr hatte. Um sich am After und den Genitalien zu reinigen, gibt es in islamischen Ländern einen Wasserschlauch an der Wand neben der Toilette oder ein Bidet um sich im Intimbereich oder am After zu reinigen.

Neben der „kleinen", fünfmaligen Waschung, gibt es noch die „große" Waschung (Ghasul). Dies ist nach der Menstruation, dem Wochenfluss, Geschlechtsverkehr, vor dem Freitagsgebet oder nötig. Die „große" Waschung wird unter der Dusche, also fließendem Wasser durchgeführt.

Photo:ORIENT-ATION

Im Laufe des Gebetes werden verschiedene Körperhaltungen eingenommen. Wobei es zu Niederwerfungen kommt. Dies ist dass Zeichen der völligen Hingabe an Allah und der Unterwerfung unter seinen Willen.

Ältere und Gebrechliche Menschen müssen nicht auf dem Boden das Gebet durchführen. Viele bleiben im Bett liegen oder einem Stuhl sitzen. Er wird die Niederwerfung durch die Augen und dem Kopf andeuten.

Ist der Muslim körperlich daran gehindert oder hat er irgendeine Wunde, an welche kein Wasser kommen sollte, kann sie die Waschung durch die so genannte Ersatzreinigung, d.h. überstreichen der Gliedermassen mit der bloßen Hand ohne Wasser vornehmen. Im Durchschnitt dauert das Gebet etwa 10 bis 15 Minuten. Während der Menstruation und dem Wochenbett ist die Frau von der Gebetspflicht befreit.

Die täglichen Pflichtgebete können an jedem anderen "reinen" Ort stattfinden, als Unterlage dient ein Gebetsteppich. Es gibt Gebetsteppiche, die einen Kompass eingearbeitet haben, damit der Gläubige von jedem Ort der Welt die Gebetsrichtung nach Mekka (Qiblah) definieren können. Aleviten beten nicht in Richtung Qiblah.

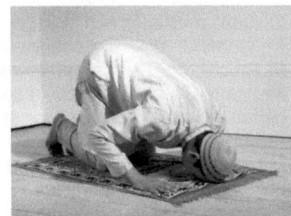

Foto: As-Sunnah.com

Freitags geht „Mann" zum Gemeinschaftsgebet in eine Moschee. Frauen ist es freigestellt dies zu tun. Während des Gebetes müssen Frauen ihre Haare auf jeden Fall bedecken, auch wenn Sie im Alltag kein Kopftuch (Hijab) tragen.

Kranke sind nicht zum Gebet verpflichtet! Sie sind von der Pflicht ausgenommen, wie auch Frauen in der Menstruation. Aber zum seelischen Wohlbefinden, wird es Ihnen ein Bedürfnis sein.

6. Ramadan im Krankenhausalltag

Der Ramadan ist der neunte Monat des islamischen Mondjahres und dauert zwischen 28 und 30 Tage. Im Monat Ramadan wurde Mohammed die Offenbarung erteilt und daher ein besonders wichtiger Monat im islamischen Kalender.

Die islamische Zeitrechnung weicht durch als Mondkalender von unserem Sonnenkalender ab und so wandern die islamischen Monate durch unseren Sonnenkalender.

Im Fastenmonat darf der Muslim von Sonnenaufgang bis Sonnenuntergang:

- Nicht essen
- Nicht trinken
- Keinen Geschlechtsverkehr haben

Ausgenommen von der Fastenpflicht sind:

- Kranke
- Schwangere, Wöchnerinnen und Stillende
- Kinder
- Reisende
- Alte und gebrechliche Menschen

Die Fasttage müssen, wenn es gesundheitlich möglich ist, zu einem späteren Zeitpunkt nachgeholt werden. Dies kann jederzeit im Laufe eines Jahres geschehen.

In den muslimischen Ländern steht das öffentliche Leben während des Ramadans weitgehend still. Geschäfte, Restaurants und Behörden sind früh geschlossen. Nach Einbruch der Dunkelheit erwacht das Leben dann umso fröhlicher. Die Gemeinschaft Mohammeds übt eine starke soziale Kontrolle aus und überwacht das Einhalten der Gebote genau, so dass auch weniger streng Gläubige die Gesetze des Fastens einhalten.

Muslime mit Diabetes können prinzipiell den Ramadan einhalten, wenn sie beim Fasten bestimmte Regeln einhalten. So sollten sie die Dosierung der Medikamente auf die neuen Essgewohnheiten umstellen und ausreichend trinken, um einen Flüssigkeitsmangel während des Tages zu vermeiden.

Den meisten Patienten gelingt die Umstellung ohne größere Probleme. Aufpassen müssen sie jedoch mit der morgendlichen Dosierung von Insulin und anderen Medikamenten, die eine gefährliche Unterzuckerung, also eine sog. Hypoglykämie, auslösen könnten.

Falls ein Muslim im Krankenhaus fasten will, er also keine Medikation zu sich nehmen will, weisen Sie ihn darauf hin, dass ihn der Koran von dieser Pflicht währen der Krankheit ausdrücklich entbindet. Er durch das Fasten sogar seiner Gesundheit schadet und er somit gegen den Willen Allahs handelt.

Allah verpflichtet den Muslim seine Gesundheit zu schützen und zu erhalten.

Stillenden Müttern sollte während des Ramadan darauf hingewiesen werden, dass Fasten und Stillen schlecht zu vereinbaren sind und dem Kind schaden können.

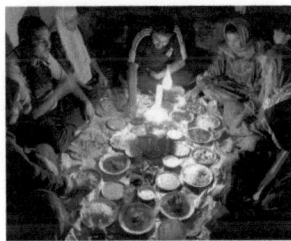

Während Tagsüber gefastet wird, wird nach Sonnenuntergang umso mehr gegessen. Vergleichbar mit dem Weihnachtsfest, ist die Zeit des Ramadan, die Zeit der Familie. Alle sitzen zusammen und essen und trinken sehr viel und verbringen viel Zeit miteinander.

Dies ist dadurch eine schwierige Zeit für Patienten, die diese Zeit im Krankenhaus verbringen müssen, umso mehr, sollten keine Familienangehörigen dabei sein.

Foto:As-Sunnah

Es ist naheliegend, dass auch die Nahrungsmittel, die ein Moslem zu sich nimmt, dem Reinheitsgebot unterliegen. Daraus folgen genau festgelegte Bestimmungen hinsichtlich der erlaubten Lebensmittel und der Zubereitung.

Ursprünglich ethischer und kultischer Natur, haben diese auch den Sinn der Gesunderhaltung. Schweinefleisch ist als "unrein" verboten. Das Schwein gilt wegen der leichten Verderblichkeit des Fleisches im heißen Wüstenklima und der Gefahr des Trichinenbefalls als Überträger von Krankheiten. Dennoch wird Schwein von Christen in den Ländern gehalten und verzehrt. Dies führt immer wieder zu Diskussionen und Auseinandersetzungen mit der muslimischen Mehrheit. Zuletzt hatte die ägyptische Regierung unter dem ehemaligen Präsidenten Mubarak die Schweinegrippe zum Anlass genommen, um sämtliche Schweine der Kopten töten und verbrennen zu lassen. Aufgehalten hat es die Schweinegrippe im Jahr darauf nicht.

Fleisch darf nur von "reinen" Tieren gegessen werden, dazu zählen Rind, Geflügel, Schaf und Ziege. Wild ist erlaubt, erfreut sich aber nicht so großer Beliebtheit, da es in dortigen Regionen sehr selten ist.. Die Tiere müssen nach religiöser Vorschrift "geschächtet" werden, d.h. sie müssen ausgeblutet sein. Dann ist das Fleisch „Halal", also rein.

Da in den letzten Jahren immer wieder von islamischen Institutionen darauf hingewiesen, das „Halal" – also erlaubt, nicht nur bedeutet, dass kein Schweinfleisch gegessen werden darf, wird immer wieder darauf hingewiesen das „Halal" auch bedeutet, dass die Tiere geschächtet und vor der Weiterverarbeitung ausgeblutet sein müssen. Da dies bei der maschinellen Schlachtung von Geflügel nicht möglich ist, kann es also sein, dass strenggläubige Muslime auch kein Geflügel essen möchten.

Blut gilt ebenfalls als unrein. Im Krankenhaus rühren muslimische Patienten Fleisch, auch wenn es sich um Geflügel handelt, oft nicht an. Dieses Verhalten, fälschlicherweise häufig als Misstrauen verstanden, hängt mit den Schlachtvorschriften zusammen. Auch dem Hinweis zu folgen, doch nur Gemüse und Beilagen zu essen und das Fleisch liegen zu lassen, ist religiös nicht zulässig. Lebensmittel, die mit "unreinen" Gegenständen in Berührung gekommen sind, gelten ebenfalls als verunreinigt und nicht Halal.

Alkohol ist laut Koran strengstens untersagt. Der Prophet selbst soll dieses Verbot, angesichts vieler Verbrechen und Schandtaten infolge unmäßigen Alkoholgenusses, verhängt haben.

Im Nahrungsangebot der Klinik ist auf den versteckten Alkoholgehalt in vielen Süßspeisen und Speiseeis hinzuweisen. Auf ärztliche Anordnung ist es erlaubt, Alkohol zum Zwecke der Heilung zu sich zu nehmen.

Für eine Medikation die Alkohol oder Schweinegelantine enthalten gilt:

„ Die Notwendigkeit hebt das Verbotene auf"

Die Bedenken der Muslime können am ehesten ausgeräumt werden, wenn Sie den Patienten zusichern, dass weder Alkohol, noch Produkte vom Schwein in den Medikamenten enthalten sind.

7. Diäten

Diäten werden leider selten eingehalten. Es herrscht im muslimischen Raum die Vorstellung, dass nur schmackhaftes und reichliches Essen dem Körper gut tun. Die Zusammenhänge zwischen falscher Ernährung und Sekundärerkrankungen werden nicht erkannt. Zumal, wer bei muslimischen Gastgebern zum Essen eingeladen ist, kann das Essen des Gastgebers nicht mit dem Hinweis auf Diät ablehnen. Dies gilt als unhöflich und verletzt die Gastfreundschaft.
Und darüber hinaus ist die orientalische Küche sehr fett und sehr süß. Daher widerspricht eine Diät den Essgewohnheiten.

Beziehen Sie die Familie mit ein, was die Essensumstellung der Angehörigen betrifft. Versuchen Sie die Familie von der Wichtigkeit einer gesunden Ernährung zu überzeugen. Hilfreich sind Vorschläge, vielleicht Rezepte zu Diätessen für den Rest der Familie angereichert werden kann.

Sie werden das Missachten von Diätvorschriften höchstwahrscheinlich nicht verhindern können.

8. Die Beziehung zwischen Arzt und Patient

In den Ländern des Nahen- und Mittleren Ostens ist der Arzt eine Autoritätsperson. Überhaupt ist die Gesellschaft in diesen Ländern äußerst hierarchisch strukturiert. So werden neben Ärzten, Lehrer, Hochschuldozenten, Offiziere, Richter etc. mit äußerster Hochachtung begegnet.

Ärzten begegnet man also mit Respekt. Man ist weniger kritisch und ordnet sich den Entscheidungen des Arztes unter. Dies sollten Sie bei Ihrer Arbeit bedenken. Anders als in Europa möchte der Patient nicht in die Verantwortung genommen werden, sondern den Vorgaben des Arztes folgen können. Man sollte jedoch bedenken, je gebildeter und je höher in der der heimischen Gesellschaftsschicht angesiedelt, können auch muslimische Patienten sehr kritisch sein.

Patienten aus den Golfstaaten z.B. möchten teilweise nur von Chefärzten behandelt werden, da sie ihn für den einzig wirklich kompetenten Ansprechpartner halten. Davon abgesehen, genießt das komplette deutsche medizinische System hohes Ansehen in all diesen Ländern.

Im Gespräch können Ärzte zur Begrüßung, sich nach dem Befinden der Familie (nicht nach der Frau) erkunden oder sich nach dem Heimatland erkundigen, um eine gute Beziehung zum Patienten aufzubauen. (Vermittelt den Eindruck – Dr. Arzt ist an mir interessiert, ich kann ihm vertrauen).

Muslime sind auf der Gefühlsebene leichter zu erreichen, als auf der deutschen sachlichen Ebene.

Der muslimische Patient erwartet, dass der Arzt schnell diagnostiziert und heilen kann. Die Diagnose sollte recht einfach erläutert werden. Leider sieht der muslimische Patient eine Behandlung nur dann als Erfolg versprechend an, wenn er eine Medikation verschrieben bekommt. Schließlich hat er ja eine „ernste" Erkrankung und nur ein Medikament wird schließlich zur schnellen Heilung verhelfen. Und ohne Medikament, ist man auch nicht krank. Es gibt Ärzte die Placebos verschreiben, um so einen „heilenden" Effekt für den Patienten zu erzielen. Ich meine, wichtig ist, was am Ende dabei raus kommt.

Der muslimische Patient wird verwundert reagieren, wenn er vom Arzt gefragt wird, was ihm den fehle, schließlich müsste das doch der Arzt wissen.

Das Problem bei vielen muslimischen Patienten ist, dass sie ein differenziertes Krankheits- bzw. Gesundheitsverständnis haben. Doch wie ist das Gesundheits-, bzw. Krankheitsverständnis für Muslime?

Zum Gesundheitsbild der Muslime gehört:

- dass das Gebet – vorschriftsmäßig – durchführt werden kann,
- dass die Familie gut versorgt werden kann,
- dass es Begegnungsmöglichkeiten gibt
- dass es einen wohnortnahen Platz zum Sterben gibt. (Aus einem Gespräch mit einem Muslim in Berlin)
- Der Körper und die Gesundheit sind Gottesgaben.
- Der Muslim ist verpflichtet seine Gesundheit zu bewahren und für deren Wiederherstellung erforderliche Maßnahmen zu treffen.
- Nur durch ein gesundes Körper kann der Muslim die sozialen und religiösen Pflichten erfühlen.

Zum Krankheitsbild der Muslime gehört:

- *Qadar* (der Glaube an die Vorherbestimmung) Krankheit ist von Gott geschaffen - göttliche Allmacht - und die Verantwortlichkeit der Menschen

- *Tawakkul* Vertrauen auf Allah

- Krankheit als Prüfung und Sündenvergebung

- Der Muslim soll seine Krankheit ertragen

- Gott allein hat die heilende Kraft

- „Wenn ich krank bin, so heilt er mich" *Sure 26/80 Koran*

- Der Muslim soll jedoch im Krankheitsfall medizinische Maßnahmen in Anspruch nehmen

- Krankheit als Strafe (Aberglaube)

- Wer krank ist, steht kurz vor dem Tod

In unserem Kulturkreis wird Krankheit eher als etwas erlebt, dass den Betroffenen schwächt und ausgrenzt. Bei Muslimen ist Krankheit hingegen etwas Verbindendes. Der Kranke steht im Mittelpunkt und kann sich der Fürsorge der Familie sicher sein, durch viel Kontakt und menschliche Wärme soll der Körper wieder gesund gemacht werden.

Krankheiten die eine Isolierung des Patienten erfordern, z.b. bei Ansteckungsgefahr, können daher Probleme bereiten. Zudem sollte nie vergessen werden, das Krankheit einen Schonraum schafft, eine Möglichkeit sich selbst und anderen die eigenen Grenzen aufzuzeigen und auf Überforderung und seelisches Leiden aufmerksam zu machen. Dies ist gerade für Migrantinnen von Bedeutung, die oft eine Mehrfachbelastung, durch Familie und Arbeit zu tragen haben.

Aufgrund dieses Verständnisses von Gesundheit und Krankheit, wird der muslimische Patient, leider manchmal zu spät, zum Arzt gehen, wenn sich bereits konkrete Symptome zeigen und Krankheiten somit leider verschleppt werden. Kleine Wehwehchen wie Fieber werden nicht ernst genommen und werden unter „Unwohlsein" abgelegt.

Anders ist es bei Erkrankung der Kinder. Bei ihren Kindern treten die Eltern oft mit Vehemenz für die Versorgung ihrer Kinder in einem Krankenhaus auf.

Leider ist vielen muslimischen Patienten das Wort „Vorsorge" unbekannt. Über die Abläufe im Körper sind sie schlecht oder gar nicht informiert (dies gilt bei niedrigem bis mittlerem Bildungsniveau) und dadurch wird der Ursache-Wirkungs-Zusammenhänge keine Beachtung geschenkt. So wird z.B. selten ein Zusammenhang zwischen Essverhalten und Sekundärerkrankungen bei Diabetes gesehen. In den Ländern des Orients ist aufgrund mangelnder Bewegung, Sport genetischer Vererbung und Essverhalten die Diabetes eine tickende Zeitbombe. Auch wenn die Patienten wissen, dass eine gesündere Ernährung und Bewegung wichtig ist.

Auch von Allah ist geboten, dass Muslime auf Ihre Gesundheit achten sollen.

Ist ein Patient krank, steht er im Mittelpunkt der Familie und erhält viel menschliche Wärme und Zuwendung. Die Zuwendung soll den Kranken wieder gesund machen.

Bitte bedenken Sie, das könnte Problematisch werden bei notwendiger Isolierung des Patienten.

9. Die Erwartungen an das Pflegepersonal

In den Ländern des Orients führen Krankenschwestern und Pflegekräfte in staatlichen Krankenhäusern hauptsächlich medizinische Tätigkeiten, wie Blutentnahme, Thrombrosespritze etc. aus. Neben der Tatsache, dass nicht genug Personal vorhanden ist, sind diese Arbeiten in diesen hierarchisch geprägten Ländern höher angesehen.

Die Pflege der Patienten übernehmen die Familienmitglieder. In den staatlichen Krankenhäusern der Türkei und der arabischen Länder, müssen die Familienmitglieder häufig für das Essen der Patienten sorgen, weil es keine Verpflegung gibt. Darum ist es in diesen Ländern auch üblich Besuche zu Tag und Nachtzeit auszuführen. Familienmitglieder bleiben oft auch Tag und Nacht bei dem Patienten, insbesondere bei Familienoberhäuptern, um sie nicht allein zu lassen.

10. Krankheit und Volksglauben (Djin und Satan)

Neben der Schulmedizin gibt es bis heute eine starke Tendenz zu Volksmedizinischen Behandlungen. Dies hängt stark von der Herkunftsregion ab.

Ist die Krankheit nicht als Strafe oder Prüfung von Allah gekommen, so ist Im Aberglauben der Glaube verankert, dass Krankheiten durch den „bösen Blick" eines neidischen Nachbarn oder Feindes „zugeflogen" sei. Dem „Bösen Blick" oder den Dämonen sind insbesondere Kinder und Frauen ausgeliefert. Auch der Satan (Shaitan) wird häufig damit in Verbindung gebracht, wird er doch als reell wahrgenommen.

Solche Muster sieht man insbesondere bei psychischen, psychosomatischen Beschwerden, oder wenn die Therapie nicht anschlägt oder es zu einem Rückschlag kommt.

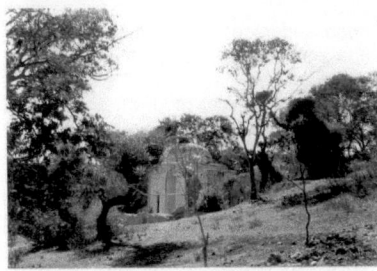

Der Glaube an den bösen Blick, den Djinies (Dämonen), ermöglicht eine Entlastung der eigenen Schuld für Beschwerden. In einigen Ländern, z.B. der Türkei und den Maghrebstaaten, gibt es Heiler, sog. Marabout oder auch Hodscha (Hoca) genannt.
Patienten sprechen die Vermutung über die Ursache des „Bösen Blicks" bei Ärzten nicht an und bei engen Familienmitgliedern oder Freunden nur hinter vorgehaltener Hand. Sie fürchten Abgelehnt oder verspottet zu werden.

Haus eines Marabout in Marokko (eigenes Foto)

Sollte ein Patient, eine für unser Verständnis Abstruse Erklärung in dieser Hinsicht geben, signalisieren Sie, dass Sie ihn und seine Vorstellung ernst nehmen. Lassen Sie sich erklären wie das mit dem „Bösen Blick" passiert sein könnte und wie Sie helfen können. Vielleicht wird der Patient dann unter Umständen auf die Person eines Heilers oder Hodschas zur sprechen kommen.

Auch bei uns ist es möglich dass ein Hodscha türkische Patienten besucht. Man sollte daher den Hodscha nicht als Konkurrent in der Betreuung ansehen, sondern als wichtigen kulturellen Hintergrund für den Patienten. Dann fühlen sich die muslimischen Patienten verstanden. Wichtig ist nur darauf zu achten, dass sich der Hodscha nicht in die medizinische Therapie einmischt oder ihr gar entgegenwirkt.

Muslime versuchen sich vor dem „Bösen Blick" durch Schutzamulette (blaues Auge, Fatmas Hand) oder Koransprüche in den Häusern oder als Schmuck getragen, zu schützen. Jungfrauen vor der Hochzeit, Schwangere und Wöchnerinnen werden durch das Auftragen von Henna geschützt.

Djin finden im Koran Erwähnung. Dort steht, dass Djin eine eigene Wesensform neben Menschen darstellen. Erwähnung finden sie auch vielen Erzählungen und den Märchen von 1001 Nacht. Wie Engel und der Teufel werden von Muslimen als tatsächlich existierend angesehen.

Djinies leben in Höhlen. Zu sehen sind Sie, wenn Licht- oder Sonnenstrahlen in die Höhlen hineinströmen. Sie rächen sich, wenn Sie gestört werden. Durch sie werden Ohnmachtsanfälle, Stottern und Lähmungserscheinungen hervorgerufen.

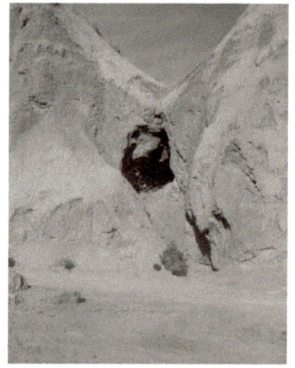

Kopfschmerzen heißt auf Türkisch recht bildhaft:

„bayginlik – Die Djin haben sich auf meinem Kopf versammelt"

Djin in leben in Felshöhlen, wie dieser. Wehe man stört sie.(eigenes Foto)

11. Untersuchung des Patienten

Für Muslime ist die körperliche Berührung von fremden andersgeschlechtlichen Personen höchst unangenehm und gilt als unanständig. Daher ist es den Patienten lieber von gleichgeschlechtlichen Ärzten und Pflegekräften behandelt, bzw. untersucht zu werden. Dies gilt insbesondere für die weiblichen Patientinnen. Ist dies nicht möglich, sollte eine dritte, weibliche Person anwesend sein.

Während der Untersuchung sollte nur das Nötigste des Körpers freigelegt werden. Eine körperliche Untersuchung ohne Bekleidung ist für die Muslima ein schwieriger Moment. Kleidung bietet einen seelischen und körperlichen Schutz. Trotz Begleitung einer weiblichen Person, fällt es ihr schwer, sich in Anwesenheit von fremden Männern freizumachen. Dies gilt auch bei einer Geburt im Kreissaal (Kopftuch s. Kapitel „Zur Frauen).

Für Mädchen gelten ab der Pubertät die gleichen Tabubereiche wie für erwachsene Frauen.

Gynäkologische Untersuchungen rufen Hemmungen und Ängste bei muslimischen Frauen hervor. Es ist ihnen höchst unangenehm von Männern untersucht zu werden, bzw. sich zur Untersuchung ganz nackt ausziehen zu müssen. So etwas ist in den Heimatländern nicht üblich. Den Frauen wird dort ein Tuch für den Intimbereich ab der Taille gereicht. Junge Mädchen sehen selten, wenn überhaupt Frauenärzte vor Ihrer Ehe. Es herrscht Angst darüber, dass das Hymen verletzt wird. Die Jungfräulichkeit wird mit einem intakten Hymen gleichgesetzt. Die Jungfräulichkeit ist Voraussetzung einer „reinen" Frau für die Ehe. Voreheliche sexuelle Beziehungen sind untersagt. Wird dieses Gebot gebrochen, steht häufig die Familienehre auf dem Spiel. Sind junge Frauen vor der Ehe doch mit einem Mann intim gewesen, gibt es viele Ärzte, die gutes Geld damit verdienen, das Hymen operativ wieder „herzustellen". Solche Operationen werden auch in Deutschland vorgenommen. *(Siehe Kapitel "Zu Frauen")*

Bitte bedenken Sie, dass ein Händedruck zwischen nichtverwandten Männern und Frauen für strenggläubige Muslime eine Verletzung der eigenen Intimität bedeutet. Warten Sie als männlicher Arzt oder Pfleger, ob eine Muslima ihnen die Hand reicht. Seien Sie als Ärztin oder Krankenschwester nicht erbost, sollte ein Muslim Ihnen nicht die Hand reichen wollen. Er möchte Ihre Intimsphäre nicht verletzen.

Beim Mann gilt als Intimbereich der komplette Bereich zwischen Bauchnabel und Knie. Bei Untersuchungen oder Pflege ist es ihm also äußerst unangenehm längere Zeit nur in Unterhosen oder komplett entblößt, insbesondere in Anwesenheit von Frauen, zu stehen.

Kommt eine Muslima mit Ihrem Ehemann ins Krankenhaus, ist in der Regel zunächst der Mann der Ansprechpartner für die Krankenhausmitarbeiter. Dies ist von den muslimischen Frauen akzeptiert.

12. „Morbus Bosporus" - Schmerzäußerungen

Muslime äußern Schmerzen intensiver, lauter als deutsche Patienten. Dies ist auch bei Geburten unüberhörbar. Sie versuchen ihre Schmerzen für andere nachvollziehbar zu machen. Schließlich führen Schmerzäußerungen zu mehr Aufmerksamkeit und Fürsorge durch Angehörige und Freunde.
Wer keine Schmerzen äußert, ist schlicht nicht krank.

Äußert ein Patient einen **„gefallenen Nabel"** bedeute das z.B. dass der Patient über Übelkeit und Schmerzen im Bauch klagt. Bei einem **„gefallenen Kreuz"** klagt der Patient über Kreuzschmerzen. Und ist die **„Zunge gefallen"**, leidet der Patient Verlust der Stimme oder Stottern. Unkenntnis über die eigene Anatomie führen leider zu unklaren Äußerungen der Beschwerden.

Es gibt Bücher und Faltblätter mit Erklärungen auf Arabisch, Deutsch, Persisch oder Türkisch bei denen auf Bilder mit Körperstellen oder gesundheitliche Situationen gezeigt werden kann und so auch mit Analphabeten eine Kommunikation möglich und eine Anamnese möglich ist.

Krankheit wird ganzheitlich gesehen. Das heisst, der ganze Mensch ist krank, nicht nur ein einzelnes Organ. Daher werden Nebenbeschwerden häufig mit gleicher Intensität vorgetragen. Eine Konzentration auf den Haupterkrankungsherd gelingt dadurch häufig nicht.

13. Das Diagnosegespräch

Die Diagnoseeröffnung im Falle einer schweren Erkrankung ist immer ein heikles Thema. Sie sollten sich dabei von Ihrer persönlichen Erfahrung leiten lassen.

Bedenken Sie bitte einige Punkte bei muslimischen Patienten:

In den muslimischen Ländern wird die Diagnose selten dem Patienten selbst eröffnet, sondern zunächst dem Familienoberhaupt oder der Familie. Der Patient soll geschont werden und nicht die Hoffnung verlieren. Beziehen Sie also die Familie zunächst mit ein. Sie erwartet das.

Familienoberhaupt ist immer der Vater oder der älteste Sohn, sollte der Vater abwesend oder selbst betroffen ist.

Da Krankheit im Islam häufig als „gottgegeben" hingenommen wird, wird teilweise eine fatalistische Haltung zu Tage kommen. Ernste Diagnosen werden manchmal verdrängt oder bagatellisiert. Schließlich weckt der Tod bei allen Menschen große Ängste.

14. Angehörige im Krankenhaus

Im Orient hat die Familie eine große Bedeutung. Sie garantiert allen Angehörigen Schutz, Sicherheit und Versorgung. Sind doch die Sozialsysteme und politischen Situationen in den Herkunftsländern nicht mit Deutschland zu vergleichen.
Wie bereits erklärt, wird in den meisten islamischen Ländern der Patient im Krankenhaus von seiner Familie gepflegt und mit Lebensmitteln versorgt.

Die Besucheranstürme bei vielen muslimischen Patienten haben folgende Hintergründe:

- Krankheit wird als etwas Verbindendes erlebt. Der Kranke steht im Mittelpunkt und kann sich der Fürsorge seiner Familie sichersein.
- Kranke zu besuchen ist eine soziale Verpflichtung
- Je mehr Freunde und Angehörige kommen, desto schneller wird der Patient ihrer Meinung nach gesund.
- Die Anwesenheit vieler Menschen ist normal und wird nicht als störend empfunden
- Nicht zuletzt: Je mehr Besuch der Patient erhält, desto höher ist seine gesellschaftliche Stellung.

Aber auch den Patienten wird der viele Besuch manchmal zu viel. Nur widerspricht es Ihrem Höflichkeitsprinzip, Besuch zum Aufbruch zu bitten.

Haben Sie das Gefühl, dass dem Patienten die vielen Besucher zu viel werden, fragen Sie den Patienten nach der Person, die ihm oder ihr am wichtigsten ist. Und ob Sie als Autorität andere Besucher abweisen dürfen.

Ansonsten, deuten Sie dem Patienten Ihr Wissen um die Bedeutung des Besuchs an, erklären Sie aber, dass der Krankenhausalltag dennoch gewisse Grenzen aufzeigt.

15. Zur Frau

Wie bereits unter Kapitel 11 erwähnt, gelten für Frauen besondere Vorschriften, bzw. haben sie weitergehende Bedürfnisse. So ist es z.B. nicht ratsam drängend einer gebärenden Muslima zu raten das Kopftuch abzulegen. Da dies einer Entblößung gleich kommt, warten

Sie ob die Patienten u.U. während des Geburtsvorganges das Kopftuch selbst ablegt. Druck von außen wäre hier völlig falsch.

Nach der Geburt möchte die Muslima und ihr Mann, dass ihnen das Baby erst nach der Säuberung, also ohne Blut, gegeben wird. Da ja, wie bereits erwähnt, Blut als unrein gilt.

Um beim Thema zu bleiben, möchte ich gern einiges zum Ablauf der Geburt aus der islamischen Perspektive erläutern. Jede Schwangerschaft wird als ein Segen Gottes angesehen und für jeden Umstand, den die Frau dabei auf sich nimmt, ist ihr eine Belohnung von Gott versprochen.

Ein unangenehmes Kapitel sind Frauen mit Genitalverstümmelungen. Solche Praktiken haben nichts mit dem Islam zu tun, finden nirgends im Koran oder der Sunnah Erwähnung. Die weibliche Genitalverstümmelung, fälschlicherweise auch „Beschneidung" genannt, wird vor allem in Teilen Afrikas, aber auch in einigen arabischen und asiatischen Regionen vorgenommen. Sie ist nicht auf bestimmte Glaubensgemeinschaften beschränkt. Dennoch sollte sie erwähnt werden. Sollten Sie Patientinnen etwa aus dem Jemen oder Somalia haben, kann ihnen so etwas begegnen. Es gibt nach Unterscheidung der Weltgesundheitsorganisation vier verschiedene Typen der Genitalverstümmelung. Von Exzision eines Teils der Klitoris bis komplett entfernten Teilen der äußeren Genitalien und Zunähen der Vagina, bis auf eine minimale Öffnung für den Menstruationsfluss. Für uns völlig unverständlich, hat dieser Praxis in den dortigen Gesellschaften einen hohen sozialen Wert. Frauen und auch deren Familien drohen gesellschaftliche Sanktionen, wenn sie sich dem Brauch entziehen.

Es gibt seitens der Bundesärztekammer Empfehlungen zum Umgang mit betroffenen Frauen. Sie sind Bestandteil der Facharztweiterbildung und der Fortbildung in der Gynäkologie.

Ärzte und Pflegekräfte sollten nicht in Entsetzen oder Voyeurismus verfallen, sondern sachlich und einfühlsam mit der Patientin umgehen. Die Frauen wissen häufig gar nicht, wie stark sie von der körperlichen Norm abweichen.

Die Verstümmelung von Frauen ist **nicht** mit der Beschneidung von Knaben zu verwechseln. Dort werden in arabischen Ländern Babies oder Jungen im Kleinkindalter und in der Türkei Jungen vor der Pubertät, lediglich die Vorhaut, entfernt. Eine Tradition, der man seit Abraham, auch im Judentum folgt.

Ärzten, die in Deutschland diese Verstümmelungen vornehmen droht ein Strafprozess und der Verlust der Approbation. Das heißt, dass sollte eine Frau nach einer Geburt den Arzt darum bitten, sie wieder so zuzunähen, dass tatsächlich nur eine bleistiftgroße Öffnung bleibt, muss der Arzt sich weigern. Sollte ein Arzt Rat suchen, sollte er sich an den Berufsverband der Frauenärzte oder die Deutsche Gesellschaft für Gynäkologie und Geburtshilfe wenden, die Spezialisten vermitteln können.

Empfängnisverhütung ist im Islam unter einigen Bedingungen erlaubt:

1. Beiderseitiges Einverständnis von Ehemann und Ehefrau.

2. Sie verursacht keinen (gesundheitlichen) Schaden (bei einem der beiden Ehepartner).

3. Sie wird nicht dauerhaft praktiziert, sondern vielmehr für einen vorübergehenden Zeitraum (daher sind Sterilisationen nicht erlaubt).

Junge, unverheiratete Frauen dürfen, da vorehelicher Verkehr ja untersagt ist, keine Verhütungsmittel nehmen.

Permanente Mittel wie Sterilisation und Vasektomie dürfen zur Verhütung nicht angewandt werden.

Die Künstliche Befruchtung ist gestattet, solange es sich bei den Samenzellen und der Eizelle um solche von einem verheirateten Paar handelt. Es muss allerdings gewährleistet sein, dass keine Verwechslung stattfinden kann und die befruchtete Eizelle von der eigenen Mutter ausgetragen wird.

Abtreibung ist nur in dem Fall gestattet, sollte das Leben der Frau gefährdet sein und dann nur innerhalb der ersten vier Monate.

16. Sterben und Tod

Aktive Sterbehilfe ist im Islam verboten

In der Glaubensvorstellung der Muslime steht nicht die Versöhnung zwischen Gott und Mensch im Vordergrund, sondern die vollkommene Ergebenheit des Menschen vor Gott. Wer dem Glauben gemäß ein rechtgeleitetes Leben geführt hat, wird belohnt und kommt in das Paradies. Begangene Sünden werden bestraft. Im Augenblick des Todes trennt sich die bis dahin bestandene Einheit von Körper und Seele. Der Todesengel „Ariel" wird den Verstorbenen vor den Toren des Paradieses nach seinem rechten Glauben fragen. Gibt er die richtige Antwort, unterstützen andere Engel beim Warten auf das jüngste Gericht. Bleibt der Verstorbene die Antwort schuldig, wird er bereits vor der Auferstehung bestraft.

Zwei Engel, die den Menschen sein ganzes Leben lang begleiten und alle guten und schlechten Taten im Leben des Menschen aufschreiben, legen die Taten auf eine Wage und werden gegeneinander aufgewogen. Sind alle Sünden gesühnt, erhält der Gläubige eintritt zum Paradies.
Kommt ein Gläubiger durch Unfall oder Krieg zu Tode, gelangt er direkt dorthin.

Liegt ein Patient im sterben, kümmern sich die Angehörigen sehr intensiv um ihn. Über den Tod wird nicht gesprochen. Die Vorbereitung auf den Tod durch Offenheit ist für Muslime fremd.

Um dem Gläubigen den langen Weg ins Paradies zu erleichtern, bekommt er viel zu trinken. Gott hat für jedes seiner Geschöpfe eine bestimmte Lebenszeit gesetzt. Wenn dieser Zeitpunkt eintritt, stirbt das Geschöpf. Niemand außer Allah lässt leben und sterben.

Der Sterbende wird mit dem Gesicht in Richtung Mekka gebettet. Angesichts des Todes wird der Gläubige das Glaubensbekenntnis sprechen, ist dies nicht möglich, muss ein anderer Muslim ihm diese leise vorsprechen.

Sollte es keine Verwandte geben, wenden Sie sich an eine Moschee und bitten um Hilfe. Moschee Vereine sind im Telefonbuch zu finden. Ansonsten fragen Sie einen örtlichen Pfarrer oder Pastor. Diese kennen meist die örtlichen Moscheen.

Ist der Tod eingetreten, kann es sein, dass Angehörige sehr emotional reagieren, laut weinen und sich die Haare raufen. Dies ist von der regionalen Herkunft abhängig.

Es müssen nach Eintreten des Todes bestimmte Rituale vollzogen werden. Die Versorgung des Toten wird durch gleichgeschlechtliche Familienangehörige vorgenommen. Es muss eine dreimalige Ganzkörperwaschung mit der Reinigung, durch fließendes Wasser, aller Körperöffnungen vorgenommen werden einigt, damit der Köper in rituell reinem Zustand ist. Währenddessen wird die 36. Sure des Korans vorgelesen.

Danach wird der Tote in ein weißes Leinen- oder Baumwolltuch gewickelt und mit dem Gesicht gen Mekka gelegt. In diesem Tuch wird der Leichnam bestattet. Es gibt also keinen Sarg. Feuerbestattung ist im Islam nicht erlaubt.

Die Bestattung sollte unverzüglich am Tage des Todes, spätestens am nächsten Tag stattfinden. Findet die Bestattung in Deutschland statt, werden die Angehörigen ein islamisches Bestattungsunternehmen konsultieren. Unter Umständen wird der Leichnam auch in das Heimatland überführt.

Die islamischen Bestattungsriten erklären sich aus Zeit der Verkündung des Koran (s. Kap. 3a (Islam, Prophet), als die arabischen Völker als Hirten und Nomaden in Steppen- und Wüstengebieten lebten. In Deutschland kollidieren die islamischen Bestattungsbräuche mit rechtlichen, meist staatlichen Regeln. Es gibt seit Ende der 1990er Jahre auf vielen städtischen Friedhöfen Felder für muslimische Bestattungen. Wichtig dabei ist z.B. das die Grabstelle nicht vorher genutzt war und das es ein „ewiges Ruherecht" gibt. Ein Recht, das es in Deutschland nicht gibt.

Obduktionen sind nur im Rahmen einer forensischen Indikation gestattet.

Übrigens, ein Muslim kann weder seine Erben noch deren Erbanteile ganz willkürlich festlegen, nur über ein Drittel seines Vermögens kann er frei verfügen. Die Verteilung der anderen beiden Drittel sind klar im Koran und der Sunna definiert. Damit soll Streit und Ärger durch die Verteilung des Vermögens nach dem Todesfall vermieden werden.

Der Islam regelt die Erbschaft derart, dass ein männlicher Erbschaftsberechtigter soviel Anteile der Erbschaft bekommt wie zwei weibliche Erbschaftsberechtigter. Der Sinn dieser Vorschrift ist, dass der Mann als (zukünftiger) Ehemann die finanzielle Verantwortung für seine Familie trägt. Das Geld, das er erbt, wird also u.a. für seine Familie verwenden. Den Erbteil, den die Frau erhält, darf sie ausschließlich für ihre privaten Zwecke verwenden. Der Ehemann kann ihr nicht vorschreiben, was sie mit diesem Geld tun soll.

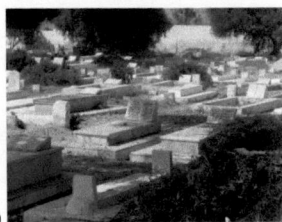

Islamischer Friedhof Tunesien (eigenes Foto)

17.Checkliste: Muslimische Patienten

- Das Leben als heilig zu respektieren ist eine Anordnung.

- Die Integrität der Person, inklusive Glauben und Herkunft ist ohne jegliche Diskriminierung, ein Bestandteil der Islamischen „Menschenrechtslehre!
  Ein Kind ist ein Individuum; niemand darf über die Integrität seines Körpers entscheiden!

- Grundsatz aller Regeln: **Die Notwendigkeit hebt das Verbotene auf.**

Verhalten gegenüber Muslimischen Patienten

- Umgang mit **Fremden des anderen Geschlechts** ist auf das Nötige zu beschränken.

- Begrüßung manchmal ohne Handreichen/schütteln

- Aufenthalt mit Fremden des anderen Geschlechts nur in Anwesenheit einer Drittperson

- Untersuchung/Pflege: **Vorzugsweise** durch Fachpersonal des gleichen Geschlechts, ansonsten im Rahmen der Notwendigkeit, auch durch Personal des anderen Geschlechts erlaubt.

- **Ernährung**: Absolut verboten: Schweinefleisch, nicht vorschriftsmäßig geschlachtetes Fleisch und Alkohol.
- Alternative: Vegetarisches Menü (Alkohol und Fleischbuoillon frei!) Koscheres Menü oder eventuell Selbstversorgung.

Körperpflege/Intimpflege

- Entblößung auf das Nötigste reduzieren

- Intimpflege mit fließendem Wasser nach Erledigung der Notdurft

- Wudu- rituelle Reinheit- vor dem Gebet

Besuch/Seelsorge

- Die Bekleidung/Bedecken des Körpers (und Haare der Frau) gegenüber anderen Menschen ist eine Vorschrift. Bitte auch bei Arztvisiten und Besuch beachten. (evtl. Besuch durch Pfleger ankündigen lassen)

- Seelsorge kann durch *jeden* Muslim durchgeführt werden, inkl. Familie und Freunde. Krankenbesuch ist im Islam eine Pflicht!

Gebet, Fasten

- Das Gebet wird 5 mal am Tag verrichtet; die rituelle Reinheit ist Bedingung

- Fasten ist ab Pubertät (= Erlangen der Volljährigkeit) Pflicht;
  Ausnahme: Krankheit, Schwangerschaft, Stillzeit, Reisen oder bei Altersgeschwächte u.a.

Islamische Medizinalethik - Überblick

- **Blutspenden** und Transfusion ist erlaubt

- **Organtransplantation** ist erlaubt. Organhandel ist verboten!

- **Autopsie** ist nur bei medizinischer oder forensischer Indikation gestattet; die Integrität des Leichnams ist zu respektieren.

- Lebenserhaltende Maßnahmen im vegetativen Zustand werden nicht befürwortet.

- **Euthanasie** (Sterbehilfe) ist nicht gestattet.

- **Todesfall:** Erdbestattung, ohne Zeitverzug, nach ritueller Reinigung und Bekleidung des Leichnams (Angehörige, Islamische Gemeinde) und Totengebet. **Kremation** ist **nicht gestattet.**

- Vorübergehend wirkende **Verhütungsmittel** sind mit Einverständnis *beider Eheleute* gestattet

- **Abtreibung** ist grundsätzlich nicht erlaubt; Ausnahme bei medizinischer Indikation.

- **Künstliche Befruchtung** ist nur zwischen den Eheleuten, *während* des Zeitraumes Ihrer intakten Ehe gestattet.

- Die **Zirkumzision** des **Knaben** ist empfehlenswert, bzw. verpflichtend.

- Islam lehnt die **Homosexualität** ab; jedoch hält es die muslimische Ärzte nicht davon ab, AIDS Patienten zu betreuen.

- **Gentechnik** ist erlaubt, um eine Krankheit zu heilen, jedoch ist das Eingreifen in das Erb-Gen des Menschen nicht gestattet; des weiteren ist das Klonen nicht erlaubt.

- **Schweineprodukte** wie Insulin, Herzklappen usw. wie auch Gelatine sind erlaubt, sofern keine Substitute zu Verfügung stehen.

- **Alkoholgehalt** wird in geringen Prozenten *geduldet*, falls es im Herstellungsprozess benötigt wird. Es darf jedoch *nicht sedierend* wirken. Falls vorhanden, sollte eine Alternative angewendet werden!

18.   Literaturverzeichnis

Bucakli, Özkan. Die Rekonfiguration kollektiver Identitäten. 2010.

Geertz, Clifford. Dichte Beschreibung. Bemerkung zu einer deutenden Theorie von Kultur. 1984.

Halm, Heinz. Die Araber. C. H. Beck Verlag, 2006.

Hofstede, G. Lokales Denken, globales Handeln: Interkulturelle Zusammenarbeit. Verlag C.H. Beck oHG, 2001.

Huntington, Samuel. Clashes of Civilisations. Goldmann Verlag, 2002.

Lernstraße Islam. Calwer Verlag, 2004.

Nünning, Ansgar Nünning und Vera. Einführung in die Kulturwissenschaften. Weimar: J.B. Metzler, 2008.

Strohmeier, Gotthard. Avicenna. Beck Verlag, 2006.

Watt, W. Montgomery. Kurze Geschichte des Islam. Berlin: Verlag K. Wagenbach, 2002.